AF245798

# DE L'USAGE DU TABAC

# DANS L'ARMÉE

Les Militaires fumeurs
font-ils un meilleur service que les Militaires
non-fumeurs?

## CONFÉRENCE

*Faite le 29 janvier*

A LA RÉUNION DES OFFICIERS, CASERNE DE BELLECHASSE

### Par M. DECROIX,

Vétérinaire principal

## SOMMAIRE

Pourquoi fume-t-on? — Les ennuis des fumeurs. — Maladies des fumeurs. — Les fumeurs et la discipline. — Effets du tabac sur la mémoire. — Effets sur les fonctions de la génération. — Progrès de l'usage du tabac. — Le tabac et la fortune publique. — Résumé et conclusion. — Avis.

## PARIS

### AU SIÉGE DE LA SOCIÉTÉ

CONTRE L'ABUS DU TABAC

5, RUE SAINT-BENOÎT, 5.

(Bureau de *l'Abeille médicale*, ouvert de 11 heures à 4 heures.)

# DE L'USAGE DU TABAC
# DANS L'ARMÉE

---

## Les Militaires fumeurs font-ils un meilleur service que les Militaires non-fumeurs ?

---

**Conférence faite le 29 janvier, à la Réunion des Officiers, caserne de Bellechasse, par M. DECROIX, vétérinaire principal.** (Rédigée d'après des notes prises par M. Bouret.)

Messieurs,

Il nous a paru utile de traiter devant vous de l'usage du tabac dans l'armée. Cette question intéresse tout à la fois les fumeurs et les non-fumeurs ; car, si fumer est une habitude bonne et utile, nous devons nous unir, faire tous nos efforts pour la propager, et donner nous-mêmes l'exemple ; mais si, par contre, cette habitude a plus d'inconvénients que d'avantages, nous devons tous la combattre, même les officiers fumeurs. Et celui qui ne le ferait pas serait semblable à l'officier qui, arrivant en retard à l'appel, négligerait de punir les soldats qui arrivent également en retard.

*Pourquoi fume-t-on ?* — Et d'abord, pourquoi fume-t-on ? En ce qui me concerne, je me suis mis à fumer pour faire comme les autres. Les débuts du fumeur devraient cependant faire comprendre combien il peut être mauvais, dangereux même de faire usage du tabac ; car, au prix de combien de malaises, d'indispositions, de souffrances, parvient-on à fumer la pipe, le cigare ou la cigarette? Cela ne devrait-il pas suffire pour en dégoûter à tout jamais ? Mais non, il faut faire comme tout le monde ! La tolérance des organes finit par s'accommoder de ce poison, qui plus tard fera sentir ses effets secondaires.

On dit que le tabac chasse l'ennui, que l'on fume pour se distraire ; on va jusqu'à prétendre que cette habitude est indispensable pour chasser la pituite, pour dégager les poitrines grasses, etc. Mais laissons les questions purement médicales, qui ne sont point en cause.

Comme distraction, l'officier qui travaille, qui s'occupe de choses sérieuses, ne pense guère à allumer sa pipe ou sa cigarette. Ce n'est pas la distraction que doit rechercher l'officier studieux, mais bien plutôt l'application au travail. D'autre part, est-ce parce qu'on s'ennuie que le soir, après dîner, on quitte la famille, la société des dames, pour aller fumer ? Il y a là, on en conviendra, un autre motif que l'idée de se distraire ; il y a une fâcheuse habitude, un besoin qui réclame impérieusement ses droits.

*Les ennuis des fumeurs*. — Il y a dans les régiments, d'après les recherches que j'ai faites, de 12 à 15 hommes sur 100 qui ne fument pas, environ 60 petits fumeurs, qui se passent assez facilement de tabac et 20 à 25 grands fumeurs, chez lesquels le besoin de fumer est plus impérieux que celui de manger. Ces derniers sont souvent à plaindre, principalement en expédition, alors que la disette de tabac se fait sentir avec rigueur, et qu'au prix de l'or, on ne peut s'en procurer. C'est dans ces conditions qu'on les voit vendre leurs aliments pour acheter le poison.

M. Usse, officier de cavalerie en retraite, m'écrivait il y a quelque temps : « Dans une expédition du côté de Ouargla, j'ai plus souffert du maudit besoin de fumer que de celui de manger. Mon esprit était soucieux, inquiet; j'étais agité, impatient ; j'avais une sorte de fièvre. Tous les soldats qui avaient la passion du tabac se trouvaient dans le même état... »

Au siége de Sébastopol, pendant l'hiver de 1854-55, la disette pesait sur tous, mais les fumeurs étaient bien plus fortement éprouvés que ceux qui ne fumaient pas, la privation du tabac s'ajoutant à la privation du pain. Plus tard, lorsque les dons nationaux amenèrent une abondance relative de vivres et de tabac, les fumeurs eurent encore à supporter l'ennui d'une gêne forcée, parce que, pendant le service dans les tranchées, il était défendu de fumer, comme c'est la règle chaque fois que l'on se trouve à quelques pas des sentinelles ennemies. De sorte que les privations ont été beaucoup plus sensibles que les distractions.

On n'est pas, il est vrai, toujours en expédition, et l'on peut, en général, se procurer facilement du tabac, l'officier surtout; mais le simple soldat, avec son modeste prêt de 5 à 10 centimes par jour, est sans cesse dans la gêne pour s'en procurer, alors même qu'il y consacrerait ce revenu tout entier. Il est vrai que le gouvernement lui alloue tous les dix jours un hectogramme de tabac, au prix de 15 centimes. Mais cela est tout à fait insuffisant pour les grands fumeurs; une si faible quantité ne fait. qu'aiguillonner la passion sans la satisfaire ; de plus,. ce tabac est un sujet de plaintes continuelles : il est trop gros, renferme trop de côtes, s'allume mal, etc. On va plus loin, on insinue que les sous-officiers chargés de la distribution fument de bon tabac et de bons cigares aux dépens des soldats... Il ne faut pas attacher trop d'importance à ces insinuations; cependant, les mesures administratives prises pour éviter la fraude prouvent que l'on n'a pas une entière confiance dans les fumeurs chargés de faire la répartition.

*Maladies des fumeurs.* — Depuis quelque temps, les médecins s'occupent d'une façon sérieuse de l'influence que le tabac peut avoir sur l'organisme, et du rôle plus ou moins actif qu'il peut jouer dans le développement ou l'aggravation de certaines maladies.

M. Michel Lévy, médecin inspecteur des armées, a écrit dans son remarquable *Traité d'hygiène du soldat :* « J'ai été consulté par plusieurs malades atteints de dyspepsie et de vomissements d'abord glaireux, puis alimentaires, survenant peu de temps après les repas... J'ai réussi à les faire cesser en exigeant des malades la renonciation complète à l'usage des cigares qu'ils fumaient immédiatement après le repas... L'abus du tabac fumé affecte directement le larynx, la trachée et les poumons ; la voix devient rauque... Chez les fumeurs, Laycock a noté des cas d'inflammation et d'ulcération du larynx ; ainsi s'explique en partie le grand nombre de stomatites saignantes que nous trouvons chez les militaires. »

Dans son travail intitulé : *de l'Habitude de fumer*, M. A. Bertherand, médecin principal en retraite, dit que « un effet incontestable de l'usage de la pipe et du cigare est de produire un état saburral permanent des premières voies digestives... » Cela tient en grande partie à ce que les fumeurs ne se nettoient pas la bouche avant les repas ; de sorte que les boissons et les aliments enlèvent la nicotine et autres principes délétères déposés sur les dents, sur la muqueuse buccale, pharyngienne, etc., et arrivent dans l'estomac plus ou moins imprégnés de ces violents poisons.

C'est principalement dans les affections du larynx que le

tabac est pernicieux, notamment pour les angines granuleuses, et s'il n'en est pas la cause unique, il les entretient et les empêche de guérir.

Un officier de la Garde de Paris, M. L., de mes amis, était atteint d'une angine granuleuse; à la manœuvre, après quelques commandements, sa voix s'affaiblissait à un tel point qu'il ne pouvait plus se faire entendre de sa troupe; il finit par avoir une extinction de voix complète. Il consulta plusieurs médecins, qui prescrivirent divers traitements sans obtenir de résultats satisfaisants et sans songer à l'influence du tabac. En définitive, M. L. fut envoyé aux eaux d'Enghien. Là, le médecin lui affirma que le tabac était seul cause de sa maladie; que s'il ne cessait de fumer, il ne guérirait pas, et qu'au contraire en cessant de fumer, il guérirait, sans aucun autre traitement. C'est alors qu'il prit, selon son expression, l'*héroïque* résolution de ne plus fumer. Un mieux très-sensible ne tarda pas à se manifester et enfin, quelque temps après, la voix revint dans toute son intégrité.

M. le docteur Tamisier, du 1<sup>er</sup> régiment du Train d'artillerie, fait connaître, dans un relevé statistique que, sur 59 cas de : hémiplégies, ramollissement cérébral, paraplégies, ataxies locomotrices, tremblement, paralysie trémulente, 41 étaient dus à l'abus ou au simple usage du tabac. Il a observé, tant à Bourbonne-les-Bains qu'ailleurs, un grand nombre de cas d'ataxie locomotrice; mais jamais chez la femme qui, elle, ne fume pas. A la suite de sa statistique, M. Tamisier cite l'observation suivante :

« Un officier atteint d'ataxie locomotrice, à qui j'avais conseillé de renoncer complétement à la pipe, m'a écrit :
« Vous avez parfaitement raison, docteur ; je sais très-bien
» que le tabac me fait mal ; je sens cette influence chaque

» fois surtout que je me laisse aller à fumer un peu plus
» que d'habitude : je ne puis plus faire un pas, tant mes
» mouvements deviennent incohérents, et cependant je n'ai
» pas la force de renoncer au tabac ; je crois véritablement
» que je préfère ne pas guérir que de m'en priver. »

D'après les plus célèbres oculistes, M. Desmarres et
M. Cuignet, médecin militaire, notamment, beaucoup d'affections des yeux, des troubles de la vision, sont causés par
l'usage du tabac. Ils ont une telle habitude aujourd'hui de
voir ces affections, qu'à la simple inspection des yeux,
ils peuvent reconnaître si leur client fume ou ne fume pas.

La *surdité* est surtout fréquente chez les personnes qui font
usage du tabac en poudre; celle-ci finit par pénétrer dans
les trompes d'Eustache et empêche l'air d'arriver dans l'intérieur de l'organe de l'ouïe. M. le D$^r$ Goyard, dans son
travail : *l'Habitude de priser*, prétend que « pas un
priseur n'a l'oreille fine, et que tous les vieux priseurs sont
immanquablement durs d'oreille ».

Un de mes amis, M. S., devenait sourd vers l'âge de 40 ans.
Après divers traitements, il s'adressa à un spécialiste de
la rue des Saints-Pères, qui accusa le tabac de ce méfait.
M. S. cessa presque complétement de fumer ; et aujourd'hui
il a recouvré l'ouïe.

Enfin M. Calmeil, médecin en chef de l'hospice de Charenton, prétend que certains cas de folie n'ont pas d'autre
cause que l'abus du tabac. Les départements où l'on fume
le plus sont aussi ceux où il y a le plus grand nombre
d'aliénés.

*Discipline.* — Au point de vue de la discipline, le tabac
joue un rôle plus grand qu'on ne le croit généralement.
Dans le service, il est de règle qu'on ne fume pas; on ne
doit pas non plus fumer dans les écuries, les magasins à

fourrage, etc. Le soldat fumeur se trouve donc souvent placé dans l'alternative, ou de se priver de fumer, en exécution de la consigne, ou de s'exposer aux punitions en satisfaisant sa passion. Bien des fois, la privation devient intolérable, le fumeur succombe à la tentation. Mais alors arrivent d'autres contrariétés : la répression. Chaque année, le tabac est la cause directe ou indirecte de beaucoup de punitions, dont les non-fumeurs sont complétement affranchis.

Nous voudrions voir défendre d'employer les fumeurs dans les magasins à fourrages, les parcs d'artillerie, les fabriques de poudres, de cartouches et autres engins explosibles ; car ils sont, dans ces établissements, une menace permanente, un véritable danger public.

Pendant le siége de Paris, un fumeur, en allumant sa pipe, a mis le feu à la réserve principale d'huile de pétrole, aux Buttes-Chaumont. Le dommage a été considérable ; la vue de cet immense embrasement avait produit au loin de vives inquiétudes parmi les assiégés. En Crimée, la grande réserve de munitions a été complétement détruite par une terrible explosion, peut-être par la faute d'un ami de la pipe. Heureusement, c'était pendant l'armistice ; sans cela les Russes eussent pu profiter de cette catastrophe.

Le colonel du 78ᵉ de marche, M. le comte de Lautrec, m'a écrit à la suite de la dernière guerre, qu'à l'arrivée à l'étape, des soldats, des officiers même, couraient chercher du tabac, rentraient en retard, ou ne rentraient pas du tout, et négligeaient ainsi leur service sans égard pour la discipline.

Le général de Brack, il est vrai, recommande de fumer ; il engage le soldat à ne pas oublier sa pipe pour l'aider à passer, sans trop d'ennui, les longues heures du bivac. Il l'engage ainsi à prendre une mauvaise habitude dont il aura souvent l'occasion de souffrir, car aux avant-postes, dans les tranchées, et surtout pendant les marches de nuit, il est expressément défendu de fumer.

On objecte que les soldats allemands consomment beaucoup de tabac et que néanmoins ils nous ont battus en 1870-1871. S'ils ont été victorieux, ce n'est pas parce que le tabac leur a fait exécuter des prodiges de valeur. Nos défaites sont dues à d'autres causes.

Dans une circulaire du Ministre de la guerre, en date du 27 septembre 1871 et signée : de Cissey, on trouve la prescription suivante, au sujet des soins hygiéniques dont les soldats doivent être l'objet : « Il devra être interdit également » aux hommes de fumer dans l'intérieur des corps de garde » pendant la nuit. Rien n'est plus pernicieux que de respirer, durant le sommeil, un air empesté par la fumée » de tabac. »

Voici un fait récent qui prouve combien est sage la recommandation prescrite par cette circulaire. Dernièrement, un malheureux jeune homme, âgé de dix-huit ans, venu à Paris pour voir son oncle, rue des Francs-Bourgeois, se trouvant un peu fatigué, se coucha, pendant que l'oncle et deux autres amis continuèrent à boire et à fumer. Vers minuit, au moment de se séparer, on s'aperçut que le jeune homme était mort. Le malheureux, selon la déclaration du médecin, avait été asphyxié par la fumée du tabac

Enfin, au point de vue de la discipline, ajoutons que, d'après des recherches faites dans un régiment, en comparant les non-fumeurs à un nombre égal de grands fumeurs, il a été démontré que ces derniers, dans le courant d'une année, avaient eu plus du double de journées de punitions et de maladies. Il est vrai que, dans ce régiment, il y avait beaucoup de vieux soldats, chez lesquels le tabac avait eu le temps d'exercer son action délétère.

*Effets du tabac sur la mémoire.* — Le tabac exerce une influence notable sur la mémoire. Le savant abbé Moigno, grand priseur, s'apercevant qu'il n'avait pas l'esprit bien lucide, qu'il s'embrouillait dans ses calculs, puisait de plus en plus dans sa tabatière pour se rafraîchir la mémoire ; il aggravait ainsi le mal au lieu de le faire disparaître. Quelqu'un lui ayant fait observer que le tabac pouvait bien être la cause de cet état, il cessa de priser, et sa mémoire, m'a-t-il écrit, est revenue dans toute sa fraîcheur.

Le Dr Eugène Robert a perdu la mémoire des noms, par suite, dit-il, de l'abus du tabac, dont il ne peut se passer.

A l'École polytechnique, des statistiques nous apprennent qu'en général, les grands fumeurs sont placés parmi les derniers, et les non-fumeurs parmi les premiers (1). Je me rappelle parfaitement qu'étant à l'école d'Alfort, les fumeurs n'occupaient pas les premiers rangs. On trouve quelquefois des personnes remplies de moyens, travaillant facilement, tout en faisant un usage peu modéré du tabac. Mais cela ne prouve qu'une chose, c'est que ces personnes sont exceptionnellement douées ou ont une organisation particulière, réfractaire aux funestes effets de la nicotine. Elles sont heu-

---

(1) Le docteur Bertillon a constaté que, sur une promotion de 160 élèves de l'Ecole polytechnique, il y avait 102 fumeurs, qui ont été répartis de la manière suivante :

| Numéros de classement. | Nombre de fumeurs. |
|---|---|
| De 1 à 20 | 6.3 |
| — 20 à 40 | 10.3 |
| — 40 à 60 | 11.6 |
| — 60 à 80 | 14.3 |
| — 80 à 100 | 12.6 |
| — 100 à 120 | 15.6 |
| — 120 à 140 | 15.3 |
| — 140 à 160 | 16.0 |

Ces chiffres montrent que, dans les 20 premiers numéros, la proportion des fumeurs n'est que de un tiers, tandis qu'elle s'élève aux quatre cinquièmes dans les 20 derniers numéros.

reusement douées, non parce qu'elles fument, mais quoique fumant.

Deux jumeaux, nés de parents bien portants, eux-mêmes parfaitement constitués, furent élevés exactement dans les mêmes conditions. Vers quatre ans, l'un d'eux tomba malade. Pour le distraire et calmer un peu ses souffrances, on eut la singulière idée de le faire fumer. Une fois guéri, malgré la surveillance et les précautions prises par les parents, on ne put l'empêcher de se livrer à sa funeste habitude ; il arrêtait les passants pour leur demander du tabac. Aussi, qu'arriva-t-il ? A douze ans, le fumeur était pâle, chétif, sans énergie, peu intelligent, tandis que son frère était fort, bien constitué, actif et plus instruit.

*Procréation.* — Nous venons de passer en revue les désordres que l'abus du tabac peut produire dans l'économie ; il nous reste encore à faire connaître l'action dépressive qu'il exerce sur les fonctions de la génération, et ce n'est pas la moins importante, car la société, l'avenir de notre armée sont en jeu. Ce que nous avançons n'est pas le fait d'un parti pris, mais bien le résultat d'expériences faites sur les animaux et d'observations recueillies sur l'homme. Ainsi, M. le Dr Depierris, dans son remarquable ouvrage: *le Tabac est-il cause de la dégénérescence physique et morale ?* rapporte le fait suivant. Un coq de race pure fut enlevé chaque soir à la compagnie de ses poules et déposé dans un compartiment où l'on faisait brûler du tabac de caporal (6 grammes), Au bout d'un mois, les 6 poules avaient pondu 48 œufs, qu'on fit couver. Il s'en trouva 4 de clairs par douzaine. Sur 32 poulets éclos, 9 périrent pendant l'élevage.

Une expérience comparative était faite en même temps sur un autre coq qui n'était pas soumis aux vapeurs du tabac ; sur les œufs pondus, il n'y en eut qu'un de clair par douzaine, et sur 32 poulets, il n'en mourut que 4 pendant l'élevage.

Une expérience du même genre eut lieu sur des lapins. Avec les mêmes nombres de femelles, le lapin nicotiné eut 13 petits, et l'autre 27. Au bout de trois mois, des 13 il n'en restait que 9, tandis que des 27, il en restait 21. Ces expériences démontrent les propriétés stupéfiantes du tabac sur la puissance créatrice (1).

En ce qui a trait à l'espèce humaine, nous pourrions citer plusieurs exemples qui prouvent l'influence du tabac, non-seulement sur les fonctions génératrices, mais encore sur les descendants.

Je connais de grands fumeurs, que je ne dois pas nommer ici, qui ont des enfants dont le corps est étiolé et les facultés intellectuelles peu développées; qui sont disgraciés de la nature, parce qu'à mon avis, ils ont été procréés pendant l'*ivresse nicotique*.

Les effets du tabac ne se manifestent pas sur tous les organes avec la même intensité. Ce sont les organes les plus faibles dont les fonctions sont le plus fortement troublées ; chez les uns ce sont les fonctions digestives, procréatrices ; chez d'autres les fonctions visuelles, auditives, etc.

*Invasion du tabac.* — Mais comment se fait-il qu'une substance dont l'usage est aussi contraire à la nature, aussi plein d'inconvénients et même de dangers, ait pu envahir ainsi la France et presque toute la terre ? L'explication d'une aussi extravagante aberration exigerait de trop longs développements. Je me bornerai donc aux quelques considérations suivantes.

En 1560, Jean Nicot apporta du tabac à la reine Catherine de Médicis pour guérir la migraine. Alors tout le monde voulut avoir de l'*herbe à la reine*. Comme elle venait d'Amérique, qu'on ne la connaissait pas, on lui attribua les qua-

---

(1) Journal de la Société contre l'abus du tabac, 1877, page 107.

lités les plus merveilleuses ; c'était une panacée universelle contre toutes les maladies, calmant la faim, chassant la pituite, distillant les humeurs du cerveau, etc. Grâce à l'ignorance de l'époque, ces insanités eurent une grande faveur. Toutefois, des esprits éclairés ne tardèrent pas à s'apercevoir que l'usage du tabac n'était pas exempt de dangers.

En Angleterre, en Turquie, en Russie, les rois et les empereurs ont persécuté les fumeurs et les priseurs ; les papes ont fulminé contre ceux qui faisaient usage du tabac dans les églises. En France, Louis XIII défendit de vendre cette *drogue* ailleurs que chez les apothicaires. Ces persécutions ont probablement contribué au succès du tabac. On s'est trop appliqué à châtier et pas assez à éclairer.

Fagon, médecin de Louis XIV, fut le premier qui soutint une thèse médicale contre le tabac ; cependant le progrès de la consommation continua au point qu'en 1815, époque à partir de laquelle nous avons des données exactes, la régie a vendu 9,754,000 kilos de tabac, pour 53,873,000 francs. En 1872, dernière année dont le volume des statistiques soit paru, les chiffres se sont élevés à 27,632,000 kilos pour 269,634,000 francs (desquels il faudrait défalquer, pour connaître les bénéfices réels, les frais d'achat, de matériel, de personnel, etc.).

*Le tabac et la fortune publique.* — Beaucoup de personnes se figurent que, sans le revenu du tabac, l'État se trouverait fort embarrassé. C'est une erreur ; les fumeurs, les priseurs et les chiqueurs se mettraient en grève que l'État n'en continuerait pas moins à marcher quand même. Il ferait comme après la guerre de 1870 : il augmenterait certains impôts et en créerait d'autres, jusqu'à ce que les revenus fussent suffisants.

Mais si le tabac a quelques avantages financiers, il est

bon de remarquer, d'autre part, qu'il cause à la fortune publique, dans laquelle l'État puise ses impôts, de graves préjudices. M. le Dr Jolly, de l'Académie de médecine, a calculé qu'il fallait compter chaque jour, pour toute la France, environ 100,000 journées de maladies occasionnées par le tabac. En additionnant le prix des journées de traitement au prix du travail que feraient ces malades, s'ils se portaient bien, on obtient un total très-élevé pour une année entière.

Combien d'incendies sont causés par l'imprudence des fumeurs? D'après des recherches que j'ai faites au ministère de l'agriculture, il est prouvé que les départements où l'on fume le plus sont également ceux où il y a le plus de sinistres causés par le feu (1). M. Genreau, de la Cour de cassation, a fait les mêmes observations en ce qui concerne la criminalité; il a constaté que, dans les départements où l'on fume beaucoup, les individus qui ont des démêlés avec la justice sont plus nombreux que partout ailleurs. Et puis, l'habitude de fumer entraîne souvent avec elle l'habitude de l'abus des alcooliques.

Une véritable armée de contrebandiers et de douaniers, à pied et à cheval, sont employés à faire ou à réprimer la contrebande.

Ces hommes et ces chevaux ne pourraient-ils pas faire un bon service militaire, au lieu d'un service dont la fin est le tabac, la fumée!

---

(1) D'après les statistiques de 1872, dans les cinq départements où l'on fume le plus, — Nord, Pas-de-Calais, Seine, Bouches-du-Rhône et Var, — la quantité moyenne de tabac consommée par habitant est de 1,548 grammes par an; et le nombre moyen des *incendies* est de 228 par département.

Dans les cinq départements où l'on fume le moins — Haute-Savoie, Aveyron, Lozère, Dordogne et Lot, — la quantité moyenne annuelle par habitant est de 278 grammes; et le nombre moyen des *incendies* est de 36 par département.

On se plaint dans l'armée, et avec quelque raison, que la ration des hommes et des chevaux soit insuffisante. Au lieu de profaner 20,000 hectares de nos meilleures terres à cultiver du poison, qui nécessite les plus pénibles travaux et absorbe les meilleurs et les plus riches engrais, ne ferait-on pas mieux d'y récolter du blé ou de l'avoine, des fourrages naturels ou artificiels, qui permettraient ainsi d'augmenter notre production en aliments pour les hommes et pour les chevaux ?

Dans la marine, on fume moins que dans l'armée, mais on chique davantage ; cela tient à ce que les marins ont peu de temps pour fumer et qu'il existe peu d'endroits sur les bâtiments où cela leur soit permis.

On prétend que l'usage de la chique préserve du scorbut ; c'est une profonde erreur : l'âcreté du tabac, constamment en rapport avec les lèvres et les gencives, pourrait plutôt concourir à son développement. Est-il nécessaire d'ajouter qu'il est plus dangereux de chiquer que de fumer ou de priser, sans compter que cet usage est plus répugnant que l'habitude de fumer ?

Pour les officiers qui croient, comme moi, que le tabac a beaucoup plus d'inconvénients que d'avantages, je puis annoncer une bonne nouvelle : une réaction commence à s'opérer contre son usage, grâce à la *Société contre l'abus du tabac*, dont font partie un grand nombre d'officiers et de médecins militaires. Cette société a reçu le nombre extraordinaire de *cent huit* mémoires pour le concours de 1877, dont plusieurs sont relatifs à l'armée. Espérons donc qu'avec le secours des lumières de la science, de la raison et de la réflexion, la *mode* si coûteuse, si gênante, si dangereuse de fumer, disparaîtra comme toutes les modes ridicules et insensées.

*Résumé et conclusion.* — De ce qui précède, il me paraît ressortir d'une façon incontestable qu'en général, le soldat fumeur est plus exposé aux punitions et aux maladies, qu'il fait un moins bon service que le soldat non-fumeur. D'où je suis amené à conclure que l'une des plus grandes améliorations que l'on puisse apporter au sort du soldat serait d'obtenir une décision ministérielle qui dise :

« A partir de 1880, il sera interdit aux officiers et aux soldats qui entreront dans l'armée de faire usage du tabac. »

A l'âge de dix-huit à vingt ans, ou bien le jeune homme est encore un petit fumeur, et alors il lui serait moins pénible de cesser de fumer que de faire l'exercice de grand matin, de coucher dans une chambrée commune, de manger à la gamelle, etc.; ou bien il est déjà grand fumeur, et alors il serait urgent de lui interdire l'usage du tabac, pour le préserver des punitions et des maladies auxquelles les progrès de sa passion l'exposeraient de plus en plus.

---

**Si le Lecteur approuve les idées émises dans cette brochure, nous l'engageons, dans un but patriotique, à faire partie de la SOCIÉTÉ CONTRE L'ABUS DU TABAC, qui se propose de chercher à restreindre de plus en plus l'usage du tabac dans l'Armée.**

*Pour faire partie de cette Société, il faut adresser une demande au Président, rue Saint-Benoît, 5, à Paris, et acquitter une cotisation annuelle de 6 francs. — Chaque sociétaire reçoit un journal mensuel et peut assister aux séances qui ont lieu le 1ᵉʳ jeudi de chaque mois. — De plus amples renseignements sont adressés gratuitement aux personnes qui en font la demande.*

IMPRIMERIE CENTRALE DES CHEMINS DE FER. — A. CHAIX ET Cie,
RUE BERGÈRE, 20, A PARIS. — 6891-8.